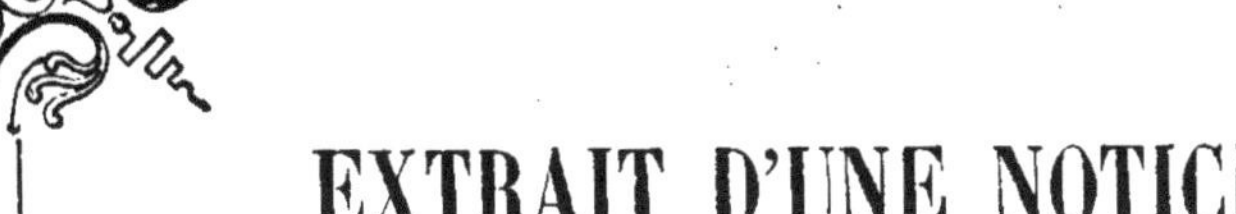

EXTRAIT D'UNE NOTICE

SUR

LES EAUX MINÉRALES

D'AULUS (Ariége)

PAR LE DOCTEUR BORDES-PAGÈS

Ancien chef de clinique de la Faculté de Montpellier,
Médecin-Inspecteur de ces Eaux.

BRUXELLES
IMPRIMERIE DE ADOLPHE MERTENS
22, RUE DE L'ESCALIER, 22

1872

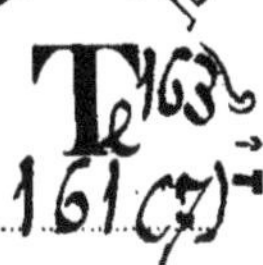

EXTRAIT D'UNE NOTICE

SUR

LES EAUX MINÉRALES

D'AULUS (Ariége)

PAR LE DOCTEUR BORDES-PAGÈS

Ancien chef de clinique de la Faculté de Montpellier,
Médecin-Inspecteur de ces Eaux.

BRUXELLES
IMPRIMERIE DE ADOLPHE MERTENS
22, RUE DE L'ESCALIER, 22

1872

Plusieurs personnes réclamant une notice sur les eaux minérales d'Aulus, nous avons cru devoir reproduire un fragment de celle qui fut publiée en 1850, *et dont l'édition est complétement épuisée.*

Nous publierons prochainement un Aperçu sur les maladies chroniques *traitées aux eaux minérales d'Aulus pendant une période de vingt-trois années (de* 1848 *à* 1871), *en y joignant les observations les plus importantes.*

La Saison principale à Aulus commence le 1er juin et finit le 1er octobre; mais l'Établissement reste ouvert toute l'année.

Pour se rendre à Aulus, on prend le chemin de fer à Paris, boulevard de l'Hôpital (gare d'Orléans), qui conduit à Saint-Girons.

D'excellentes calèches, attelées d'agiles chevaux des Pyrénées, conduisent rapidement les baigneurs de Saint-Girons à Aulus en une heure et demie.

On parcourt, pendant ce trajet, une des plus curieuses et des plus belles vallées des Pyrénées.

EAUX MINÉRALES D'AULUS.

Aulus est un village de l'Ariége, situé dans un beau vallon, au cœur même des Pyrénées centrales, à l'extrémité sud-est de l'arrondissement de Saint-Girons, à 33 kilomètres de cette ville, à 77 kilomètres de Foix, à 130 kilomètres de Toulouse. Son altitude, prise sur la route près du pont communal à l'entrée du village, est de 762 mètres au-dessus du niveau de la mer. Sa population est d'environ mille habitants; un *port* (1) ou *col* assez âpre (altitude 2,200^{m}), le fait communiquer directement avec l'Espagne; un autre col, dit de Coumebière (1,800^{m}), conduit à Vicdessos, et de là à Ussat; un troisième, dit de la Trape (1,200^{m}), mène à la vallée d'Ustou. Les sentiers qui montent à ces trois cols, ne sont praticables qu'à pied ou à cheval; mais la route qui descend d'Aulus à Saint-Girons, où est la station du chemin de fer, a été si bien améliorée qu'on y voit un roulage incessant.

(1) On donne le nom de *port* ou *col* à des échancrures établies sur une chaîne de montagnes et servant de passage ou de *porte* pour faire communiquer deux contrées.

Aulus possède des mines de cuivre mêlé d'or, de plomb argentifère, de zinc, de fer arsenical. Plusieurs de ces mines furent, dans les temps reculés, l'objet d'une vaste exploitation, si l'on en juge par les longues et nombreuses galeries creusées dans la montagne.

Des cîmes escarpées; des pics aux arêtes qui se prolongent hérissées de dentelures; des montagnes séparées les unes des autres, soit par soulèvement, soit par affaissement; quelques-unes concassées et triturées; des blocs énormes de rochers lancés au loin et jonchant la terre de leurs débris; des entonnoirs, reste probable de volcans éteints; des lacs, des cascades, des gouffres, des cours d'eau souterrains, présentent aux alentours d'Aulus autant de curiosités naturelles; ils attestent les secousses qui ont dû bouleverser ce sol dans les siècles primitifs et offrent un champ fécond aux recherches des géologues.

Le village d'Aulus n'occupait pas autrefois la place qu'il a maintenant. On voit encore quelques ruines du vieil Aulus, au lieu dit *Castel-Minier*, à une demi-heure en amont du village actuel, sur la rive droite du Garbet, tandis que vis-à-vis, sur la rive gauche, sont au pied de la montagne les entrées des galeries minières.

Il est probable que, dans les premiers temps, la petite plaine d'Aulus n'était qu'un marais ou un lac pierreux et plein d'abîmes, qui s'est comblé à la longue par des alluvions et des éboulements successifs, et dont les habitants ont converti peu à peu le sol à la culture. Cette observation peut être généralisée : l'homme a d'abord habité les hauteurs, d'où il a progressivement envahi les plaines; l'histoire du mont Ararath est celle de presque tous les pays.

Quoi qu'il en soit, le village d'Aulus n'a rien perdu à son déplacement : il est bâti dans la partie Est d'une petite plaine arrondie, circonscrite par une ceinture de collines et de montagnes, où règne tout l'été une perpétuelle verdure. Le bas des pentes est occupé par des champs et des prairies entrecoupées de bosquets et de massifs d'arbres (buis, coudriers, aulnes, frênes), où des sources plus ou moins apparentes entretiennent la fraîcheur. Plus haut sont de grandes forêts de hêtres et de sapins; puis de vastes pâturages tout l'été couverts de troupeaux, et enfin, vers les cîmes supérieures, s'étendent des déserts granitiques, que fréquentent à peine l'isard et la perdrix blanche.

Des flancs anfractueux et déchirés de ces montagnes descendent des cours d'eau qui, réunis, forment une rivière assez abondante et poissonneuse (le Garbet); cette rivière traverse la plaine d'Aulus, qu'elle couvrait autrefois de ses eaux, puis se creuse un lit profond en sciant, pour ainsi dire, des rochers de marbre blanc; elle arrose la fertile vallée d'Ercé, qu'habite une population vigoureuse, éparse sur ses deux rives, se répand ensuite dans la plaine d'Oust et se jette dans le Salat, près de Vic. Ces rivières, réunies à celle de Massat, à Carcabana, ont ensemble creusé la longue et sinueuse gorge de Ribaute (rive haute), qui s'ouvre dans la plaine de Saint-Girons.

C'est dans le vallon même d'Aulus, sur la rive gauche du Garbet, à 202 mètres de cette rivière, au pied de la montagne, dite *Lacoste*, aux quartiers de *Jouzès* et *Aggouadissès* que naît l'eau minérale. Elle est exposée au soleil levant et sourd de bas en haut à travers un terrain d'alluvion, mêlé de cailloux schisteux, calcaires, granitiques, et de fragments de sapins noircis. On ne l'a point encore captée dans la roche; il se fait des pertes qui s'infiltrent dans le sol environnant; il suffit de creuser un peu dans ce sol pour découvrir le liquide thermal. Malgré ses pertes, la source donne cinquante litres d'eau par minute. Le terrain avoisinant est noir et tourbeux, imprégné d'humidité et tremblant quand on le frappe du pied. Une sorte de rouille, déposée au fond du ruisseau et sur les herbes et les algues qui le tapissent, fait aisément reconnaître l'eau minérale. Cette rouille brunit les murs du bassin qui l'enferme; de grosses bulles gazeuses s'en élèvent par intervalle, surtout si l'on en touche le fond. L'eau est incolore et inodore; elle est douce et onctueuse au toucher; quand le bassin est demeuré longtemps fermé, on respire en l'ouvrant une odeur particulière, plus marquée par un temps humide et à l'approche des orages.

La température de la source au point d'émergence est de 20 degrés centigrades; elle est donc sensiblement thermale, et à un point convenable pour la buvette; plus chaude, elle exciterait la nausée; plus froide, elle impressionnerait désagréablement. Cette eau dépose, dans les vases où elle séjourne, un sédiment blanchâtre d'abord, qui jaunit ensuite; c'est ce qui donne au linge des bains une légère couleur de rouille, et forme sur les baignoires un enduit visqueux. Quand elle demeure quelque temps en repos, on voit une pellicule bleuâtre se former à la surface. Elle dissout mal le savon et est peu propre à la cuisson des légumes. Les chaudières ou cuves dans lesquelles on la fait chauffer, s'incrustent de matières terreuses ou salines fort dures.

Après avoir indiqué ces caractères physiques, faciles à saisir par tout le monde, nous devons relater ici les analyses qui en ont été faites.

Les eaux minérales d'Aulus ont été analysées successivement par MM. Filhol et Pinaud, professeurs à Toulouse, et par M. O. Henri, membre de l'Académie de médecine de Paris.

Voici les résultats comparatifs pour dix litres d'eau.

SOURCE

Découverte par le lieutenant DARMAGNAC, en 1823, analysée par MM. FILHOL et PINAUD, en 1846.

Acide carbonique libre	0,650
Chlorure de magnésium	0,052
Chlorure de sodium	0,012
Sulfate de chaux	18,177
Sulfate de magnésie	2,093
Sulfate de soude	0,120
Carbonate de chaux	1,268
Carbonate de magnésie	0,347
Oxyde de fer	0,046
Silice	0,076
Acide crénique et apocrénique	0,064
Manganèse	traces.
Cuivre	traces.
Arsenic	traces.

MÊME SOURCE

Analysée en 1854, par M. O. HENRY.

Acide carbonique libre	1/12
Sulfate de chaux	14,000
— de soude	10,100
— de magnésie	3,020
Bi-carbonate de chaux	4,850
— de magnésie	2,650
Chlorure de sodium	0,400
— de calcium	0,400
— de magnésium	0,400
Chlorure alcalin, iodure alcalin	0,100
Silicate de chaux et d'alumine	0,900
Oxyde de fer	0.110
Manganèse et arsenic	traces.
Matière organique, indéterminée.	

SOURCE BACQUE

Analysée, en 1857, par M. O. Henry.

Substance	Quantité
Acide carbonique	1,8
Sulfate de chaux	[illegible]9,80
— de soude	1,00
— de magnésie	2,00
Bi-carbonate de chaux	1,97
— de magnésie	0,12
Chlorure de sodium — de calcium — de magnésium	0,40
Sel de potasse	sensible.
Acide silicique Alumine et phosphates	0,80
Oxyde de fer et de manganèse	0,05
Iode, arsenic	traces.
Matière organique indéterminée.	

Ces diverses analyses indiquent dans les sources une grande analogie de composition. Les légères différences qu'on y remarque, peuvent tenir au procédé des opérateurs, au degré de pureté des réactifs employés et aux variations des sources elles-mêmes; car il peut se passer au sein de la terre des modifications de nature à faire varier de temps à autre la constitution des cours d'eau qui y sont enfermés. Nous devons aussi faire observer que l'eau d'Aulus n'a jamais été analysée sur les lieux mêmes, mais d'après des échantillons qui ont dû séjourner plus ou moins longtemps dans les laboratoires, et dès lors perdre peut-être quelque chose de leur constitution naturelle.

Quoi qu'il en soit, l'analyse y indique de 14 à 18 substances si bien combinées entre elles que la limpidité n'en est nullement troublée. Parmi ces substances, il y en a de très-actives (arsenic, cuivre, iode, etc.), mais qui n'y sont qu'à très-faibles doses; d'autres, réputées moins actives (sulfates et carbonates de chaux, de magnésie, etc.), y existent à doses plus fortes.

Quelle est dans l'action thérapeutique des eaux, la part de chacune de ces substances? Il serait difficile de le préciser. Les eaux minérales ont une constitution qu'il faut considérer dans son ensemble, comme une mixtion spéciale, formant une sorte de *tisane naturelle*. On ne se rend bien compte de leurs vertus médicinales qu'en étudiant avec soin les effets qu'elles produisent habituellement chez les divers sujets. Sans doute, la chimie nous fournit des données précieuses sur la décomposition d'une eau minérale et sur les éléments primitifs les plus faciles à saisir, mais les réactifs chimiques, en détruisant la constitution naturelle du liquide thermal, en font pour ainsi dire un cadavre; ils peuvent y faire surgir des combinaisons brutes qui n'y existent pas, tandis que certaines substances d'une importance majeure peuvent échapper à l'imperfection de l'art.

« Combien de fois, dit Lobstein, en voyant des guérisons inattendues s'opérer sous mes yeux, ne me suis-je pas demandé si quelque principe impondérable, analogue à celui dont je crois les nerfs pénétrés, ne résidait pas dans les eaux minérales, et ne leur prêtait pas des propriétés en quelque sorte vitales! » — « Ce n'est point, dit Bordeu, à une petite quantité de sel marin ou de sel de Glauber que l'on doit attribuer les effets des eaux minérales. On prend plus de sel marin dans un seul repas que n'en peut fournir la quantité d'eau que l'on a coutume de boire en quatre jours. Ces eaux contiennent un espèce d'esprit ou de gaz qui excite et met en jeu tous les organes. »

On peut rapprocher de ces considérations les recherches de M. Scoutetten, démontrant qu'il existe dans l'eau thermale un courant électrique incessant très-supérieur à celui que donne l'eau commune, même artificiellement minéralisée. Remarquons encore que les décompositions spontanées, que subit l'eau minérale naturelle abandonnée à elle-même, prouvent qu'elle est dans un état constant d'activité, tendant à former de nouveaux produits; et dès lors les principes, que l'on absorbe en buvant cette eau, seraient saisis à *l'état naissant*, c'est-à-dire au moment réputé le plus favorable pour qu'ils entrent dans de nouvelles combinaisons, et, pour ainsi parler, au point de leur plus grande énergie fonctionnelle.

Ne nous étonnons donc point que les effets d'une eau minérale sur le corps vivant ne soient pas toujours en rapport avec la quantité ou la qualité des éléments que la chimie y découvre. On voit des sources, à constitution chimique tout à fait analogue, produire des effets physiologiques et thérapeutiques très-différents, et des eaux chimiquement différentes amener des résultats médicaux très-analogues. On voit même des sources thermales que l'analyse trouve peu différentes de l'eau commune et qui ont des propriétés médicinales très-actives, en vertu sans doute de quelque principe encore inconnu.

Ainsi, de même que la bouche et l'estomac sont de meilleurs juges que l'alambic pour apprécier la qualité de tel bouillon ou de tel autre aliment, de même, c'est par les effets produits sur les malades qu'on peut apprécier l'efficacité et la véritable spécialité des diverses eaux minérales.

HISTORIQUE DE LA SOURCE D'AULUS.

La découverte de l'eau thermale d'Aulus a été faite, en 1823, par un jeune lieutenant du 4e régiment de ligne, M. Darmagnac, qui commandait un des détachements placés sur la ligne des Pyrénées, à l'occasion de la guerre d'Espagne (1).

Cet officier était depuis longtemps en proie à une maladie chronique qui l'avait exténué. Un jour qu'il se promenait péniblement (avec M. Souquet aîné), dans un coin du vallon d'Aulus, il fut frappé de la couleur rouillée que présentait la vase d'un petit ruisseau et de la pellicule onctueuse formée à sa surface. Il crut reconnaître une eau minérale; et, conduit par un secret instinct, il voulut essayer si elle ne le guérirait pas. Vainement on lui représenta que cette eau devait être insalubre, que le ruisseau était peuplé de crapauds et de grenouilles, au point que les gens du pays n'osaient ni s'y laver les mains, ni y laisser boire le bétail. L'officier persista, il but quatre ou cinq coups de suite, et bientôt il courait dans les maïs voisins, sous l'influence de l'action purgative. Content de cette première expérience, il usa de cette eau les jours suivants, en bains et en boisson. Dans l'espace de 25 à 30 jours, il se trouva mieux, reprit de l'embonpoint et fut enfin guéri.

---

(1) En 1828, le lieutenant Darmagnac demanda à faire partie de l'expédition pour la délivrance de la Grèce; il fut tué peu de temps après le débarquement.

Ce résultat fit quelque impression. L'année suivante (1824), M. Souquet aîné, affecté d'un rhumatisme, qui l'obligeait à se tenir incliné sur le côté, et pour lequel il allait tous les ans aux eaux thermales, voulut à son tour essayer s'il n'aurait pas chez lui ce qu'il allait chercher au loin; il construisit près de la source une petite baraque en planches, qu'il recouvrit d'un toit de paille, et y plaça une baignoire en bois; après un certain nombre de bains, il en éprouva d'assez bons effets pour en répéter l'usage tous les ans à la saison. Cette baraque constitua la première fondation de l'établissement thermal; elle servit longtemps d'enseigne à la fontaine.

Dès lors, divers malades s'y rendirent des localités voisines, avec un espoir mêlé de défiance et de curiosité. On avait peine à croire que cette eau, regardée jusque-là comme malsaine, eut des propriétés curatives; on ne se doutait pas que des milliers d'étrangers viendraient chercher la santé dans ce coin de terre fangeux, inculte, hérissé de plantes inutiles, et que cette rigole peuplée de grenouilles et autres batraciens (qu'attire sa douce température), serait visitée un jour par d'élégants personnages.

Cependant, chaque année, il s'y opérait quelques cures remarquables, et le bruit des bienfaits des eaux d'Aulus se répandait peu à peu dans la contrée. En 1828, le concours des visiteurs fut tel, que les propriétaires de la source, M. Dégeilh et MM. Souquet frères, se décidèrent à faire quelques frais. On enferma le bassin d'où elle sort, dans un carré en maçonnerie, recouvert d'un toit en ardoises. Un tube en bois conduisit au-dehors l'eau destinée aux buveurs, un tube en cuivre alimenta une chaudière et cinq baignoires, réparties dans quatre ou cinq cabinets. Ce sont les seules constructions qui aient existé jusqu'en 1848. Malgré cet état de simplicité, et presque d'abandon, les eaux d'Aulus recevaient tous les ans un certain nombre de malades attirés par l'espoir de guérir, plus que par l'agrément.

Mais c'est depuis 1848 que l'Etablissement a pris une extension toujours croissante. En 1849, une première publication, appuyée d'observations, fit connaître au public une partie des propriétés curatives de ses eaux. Bientôt on construisit de nouveaux cabinets pour bains et pour douches. Un pont sur le Garbet permit aux voitures d'arriver jusqu'aux thermes le long d'une allée bordée d'accacias, de peupliers et de tilleuls. Plus tard, des concurrents ayant fait fouiller une source rivale à côté de la première, fondèrent une buvette avec un nouvel Etablissement balnéaire, réuni maintenant dans la même main que le précédent. Telle est l'origine des contructions que l'on voit aujourd'hui; elles marquèrent un grand progrès pour l'époque où il ne se rendait à ces eaux qu'un petit nombre d'étrangers; mais elles sont aujourd'hui tout à fait insuffisantes pour les deux à trois mille personnes qui fréquentent les eaux d'Aulus.

Si l'Établissement thermal est encore bien en retard, il n'en est pas de même des hôtels destinés à recevoir les visiteurs et les malades. Quel changement depuis vingt ans! Aulus n'était autrefois, malgré ses mille habitants, qu'un pauvre village, ayant à peine une ou deux auberges fréquentées par les muletiers et les charbonniers. Ses maisons, groupées sans ordre, enfumées, noires, lui donnaient l'aspect de ces hameaux qu'habitent les bergers dans les Pyrénées espagnoles.

Aujourd'hui de grands, de beaux hôtels, plusieurs décorés avec luxe, s'élèvent sur ces graviers et ces marécages autrefois sauvages et déserts; quelques-uns sont de vrais monuments et comptent leurs hôtes par centaines. Chacune de ces maisons a son caractère et son cachet spécial, de manière à satisfaire les divers goûts.

III

PROPRIÉTÉS DES EAUX MINÉRALES D'AULUS.

Longtemps ces eaux ont été considérées comme spécialement utiles contre les maladies syphilitiques. La singularité de leur première cure et quelques autres non moins remarquables leur avaient fait cette réputation, d'autant que chez la plupart des sujets, la maladie n'affectait pas les formes vulgaires et courantes que l'on traite partout. C'étaient de ces cas rebelles, invétérés ou compliqués, qui font souvent le désespoir de l'art.

Les observations subséquentes ont prouvé que cette opinion n'était pas erronée : mais elles nous apprennent aussi que les syphilitiques entrent à peine pour un dixième dans le nombre des étrangers qui affluent à Aulus, et que ces eaux sont efficaces pour des maladies très-diverses.

Examinons d'abord leurs effets physiologiques.

L'eau d'Aulus prise en boisson n'a rien de rebutant; on éprouve seulement au fond de la gorge un goût particulier assez difficile à caractériser. Il arrive souvent que l'on ressent après son ingestion un peu de trouble à la tête et une sorte d'enivrement passager.

Effets purgatifs.— Un de ses effets les plus ordinaires, c'est une action purgative, qu'expliquent un peu les nombreux sels qu'elle contient.

Chez certaines personnes deux ou trois verres déterminent presque immédiatement des évacuations alvines.

D'autres ne ressentent cet effet qu'après avoir bu de dix à douze verres d'eau. On comprend qu'il y ait des sujets plus ou moins réfractaires à la purgation, surtout parmi ceux qui, faisant souvent usage de purgatifs pharmaceutiques, émoussent par l'habitude la sensibilité intestinale. Mais enfin, l'effet laxatif des eaux d'Aulus est tellement ordinaire que les malades qui ne l'obtiennent pas, regardent leur cure comme manquée. Dans ces cas, on peut ajouter à l'eau minérale quelque léger adjuvant. D'ailleurs, le relâchement intestinal ne se soutient pas chaque jour au même degré; et il est quelquefois nécessaire d'augmenter progressivement les doses, quand on veut obtenir des purgations continues.

Il y en a qui s'imaginent que si l'eau est bonne on n'en saurait trop boire; on en a vu ingérer en une seule matinée, trente, quarante et même soixante verres; ce qui, si l'on avait affaire à de l'eau simple, pourrait donner la plus formidable des indigestions. Il n'est pas à notre connaissance qu'il soit arrivé d'accident grave à la suite de la boisson même exagérée de l'eau d'Aulus. Cependant on doit recommander à ces buveurs intrépides un peu plus de modération. Ce n'est pas toujours ce grand passage d'eau minérale à travers les voies intestinales qui produit l'action curative. Dans beaucoup de cas, il faut se donner le temps d'absorber et de digérer les principes minéralisateurs.

D'ordinaire, on commence par une petite quantité que l'on augmente progressivement et que l'on diminue un peu vers la fin. Du reste, les indications peuvent être très-diverses : ni la dose d'eau à prendre, ni le temps qu'on doit mettre entre les verrées, ni la durée du séjour ne sont indifférents; ces conditions peuvent varier d'un cas à un autre; en buvant de l'eau sans règle et à l'aventure, on peut compromettre le bénéfice de la cure.

Il y a même des cas morbides où l'eau d'Aulus est formellement contre-indiquée.

On a remarqué que, dans les premiers jours, les excrétions alvines sont ordinairement noirâtres et poisseuses; elles ressemblent, disait un malade, à de la *bile cuite;* mais elles ne tardent pas à reprendre leur consistance et leur couleur normales. Ces purgations répétées avec mesure, loin d'affaiblir le ton des voies digestives, l'augmentent au contraire, et excitent un appétit très-prononcé. Mais il serait imprudent de trop accorder à cet appétit surexcité; il amène quelquefois des indigestions qu'on met à tort sur le compte de l'eau qu'on a bue. Il ne faut pas non plus attendre dès le premier jour le plein effet de cette eau; les forces digestives ne se relèvent que peu à peu, et ont besoin d'un certain temps pour se raffermir tout à fait. « Quand on a recours au pouvoir stimulant des eaux minérales, dit Anglade, l'art consiste à s'élever graduellement d'une dose faible à une dose plus forte, à mesure que l'énergie vitale renaît... Ce n'est pas en déployant d'abord toute l'énergie des eaux qu'on obtient le meilleur effet; l'impulsion du remède doit être proportionnée aux vues qui en sollicitent l'emploi. »

Quelquefois, l'action purgative détermine de petites tranchées, des coliques qui inquiètent les malades et leur font craindre que les eaux ne leur soient pas favorables. Tous ces accidents se calment promptement; souvent ils annoncent qu'il se prépare une évacuation de matières durcies, épaisses ou visqueuses qui embarrassent les voies intestinales et ont de la peine à se détacher.

Les personnes de tempérament sanguin, qui sont purgées plusieurs jours de suite, finissent par éprouver de petites cuissons au fondement, et ont quelquefois un flux hémorrhoïdal plus ou moins abondant, surtout si elles ont quelque habitude de ce genre d'écoulement.

Effet diurétique. — On sait que les mêmes sels qui purgent, s'ils sont pris à haute dose, ne produisent qu'une action diurétique s'ils sont pris à faible dose. L'eau d'Aulus contient, en très-petites quantités, beaucoup de substances salines ; elle doit donc stimuler puissamment la sécrétion rénale. Aussi l'effet diurétique de cette eau est-il à peu près général ; il n'est pas rare de voir des malades qu'elle purge peu, mais qui semblent rendre par les urines toute celle qu'ils ont bue. Dix, quinze, vingt verres d'eau à peine ingérés se portent à la vessie comme par un filtrage rapide. Ce n'est pas qu'elle passe en nature à travers nos organes comme à travers un crible. De la bouche à la vessie, il n'y a pas de communication directe ; avant d'arriver aux reins, la boisson entre dans le torrent général de la circulation ; elle coule avec le sang, pénètre avec lui dans l'intimité des tissus ; et, après y avoir laissé quelque chose d'elle-même, elle en est expulsée avec d'autres détritus organiques. Essayez avec les réactifs chimiques l'urine des plus grands buveurs d'eau, vous ne trouverez pas dans cette urine la composition de l'eau minérale telle qu'elle existait avant son entrée dans le corps. Elle y a subi une transformation ou décomposition, en y laissant certains de ses principes constituants, et en entraînant des résidus divers.

Souvent les urines se troublent après leur émission, et, comme si le corps avait été lessivé, selon l'expression de quelques malades, elles déposent un sédiment abondant, tantôt blanc, tantôt rougeâtre, quelquefois pulvérulent. Il n'est pas douteux qu'une action diurétique aussi puissante n'ait une grande part dans les effets médicateurs.

Sécrétion cutanée et salivaire. — L'abondance des sécrétions des reins et des intestins est ordinairement en proportion inverse des sécrétions de la peau, *cutis sicci-*

tas, alvi levitas; et certainement l'eau d'Aulus développe plutôt une action purgative et diurétique qu'elle ne porte à la sueur. Cependant, on ne boit pas une aussi grande quantité d'eau, sans que les sécrétions cutanées ne s'en ressentent aussi; soit de nuit, soit de jour, les malades éprouvent une disposition à la transpiration très-marquée, qui varie selon les sujets et aussi selon l'état de l'atmosphère.

Les principes salins contenus dans cette eau excitent aussi les sucs salivaires et des crachotements.

Bains. — Les bains ne laissent pas ce sentiment de fatigue et de faiblesse qu'on éprouve après s'être baigné un certain nombre de fois dans l'eau chaude ordinaire. Ils provoquent une douce moiteur et quelquefois une sueur générale. Quand on vient ensuite respirer l'air libre, on ressent un grand sentiment de bien-être. Après quelques bains, la peau devient souple et onctueuse ; quelquefois il survient des tâches rouges ou bien une quantité prodigieuse de boutons, souvent des démangeaisons sans éruption apparente. Il se fait aussi dans quelques cas, sous la *poussée* des eaux, une petite crise avec appareil fébrile ; tous ces phénomènes se dissipent promptement et sont suivis d'un changement salutaire.

IV

PROPRIÉTÉS THÉRAPEUTIQUES.

Thérapeutique. — Des effets physiologiques de cette eau, on peut déduire quelques-uns de ses effets thérapeutiques.

Les eaux d'Aulus purgent doucement, sans secousse violente et plusieurs jours de suite. Partant, elles conviennent dans toutes les affections des organes digestifs, qui sont sans fièvre aigüe, et qui tiennent à l'inactivité de l'estomac, à l'asthénie de cet organe, à l'accumulation de la bile, à l'embarras et à la paresse des intestins ; et en outre, dans toutes les maladies chroniques où les purgatifs sont indiqués.

Elles sont diurétiques , et par là utiles dans les cas où il faut, en stimulant les fonctions des reins, dépouiller le sang de certains principes qui le vicient, et qui souvent chargent les urines de sels et de sédiments divers, blanchâtres, rougeâtres, pulvérulents.

A ces divers titres, elles sont fortement dépuratives.

Par le fer qu'elles contiennent, elles sont toniques ; elles tendent à rétablir les constitutions languissantes, à rendre au sang sa force et sa plasticité, à hâter les convalescences, à dissiper l'anhémie, les pâles couleurs, les pertes blanches, et à provoquer le flux menstruel.

Les bains en particulier produisent une sédation marquée, combattent l'insomnie, dissipent certaines affections de la peau et font cesser les douleurs rhumatismales et ostéocopes.

Mais quelle est leur action propre contre certaines maladies dyscrasiques, notamment contre la syphilis ?

Vingt-deux années d'observations nous ont montré qu'une multitude de cas de syphilis invétérée, caractérisée par les symptômes les plus graves, ayant résisté à tous les traitements, ont été rapidement améliorés et finalement guéris à l'aide de ces eaux. Ainsi d'anciens et vastes chancres rebelles, cicatrisés ; des exostoses, réduites ; des douleurs ostéocopes dissipées ; de larges dartres vénériennes guéries ; des bubons résous ; des excroissances flétries ; des orchites, des blennhorragies, les unes chroniques, les autres aiguës, cordées même, arrêtées dans leur marche, mettent hors de doute les propriétés anti-syphilitiques de ces eaux.

Les traces d'iodure, d'arsenic, de cuivre, etc., que l'analyse y démontre peuvent sans doute expliquer un peu leurs propriétés spécifiques. Peut-être aussi y découvrira-t-on plus tard quelque autre principe actif qu'on n'y soupçonne pas aujourd'hui.

Mais en dehors de ces considérations, il est certain que des purgations tous les jours répétées, et ce lavage, pour ainsi dire, à grandes eaux, qu'on obtient au moyen des sécrétions urinaires et autres, doivent singulièrement contribuer à dépurer l'organisme des divers virus qui peuvent le vicier. Et comme ces purgations, loin d'énerver les fonctions digestives, excitent au contraire leur activité, on opère, par une alimentation amplement restauratrice, une sorte de rénovation du corps.

Dans le cas de syphilis récente, ces eaux ont tantôt dissipé les symptômes, tantôt arrêté leur développement, tantôt aidé beaucoup à l'action des remèdes spécifiques.

En dehors des maladies vénériennes, nous avons vu une foule d'affections cutanées, graves ou légères et de formes très-diverses, guérir sous l'influence dépurative de ces eaux, ou tout au moins en éprouver une amélioration notable.

En résumé, les eaux d'Aulus sont purgatives, diurétiques et toniques, et ont par là une action dépurative très-efficace. Elles raniment les forces digestives languissantes, et tout le système nutritif ; elles corrigent certaines dispositions cachectiques, et tendent à éliminer les principes de quelques dyscrasies constitutionnelles. En excitant toutes les sécrétions, elles sont fondantes, résolutives, et contribuent à dissiper ou à évacuer par les selles et les urines les épanchements séreux et les collections purulentes ; à diminuer la pléthore, et à rétablir dans le corps l'équilibre et l'harmonie des fonctions.

Enfin, l'analyse chimique, d'accord avec les faits cliniques, démontre que s'il existe dans cette eau plusieurs substances à propriétés thérapeutiques actives, il n'y en a point qui s'y trouve à dose toxique et dangereuse.

APPENDICE.

Dans cette nouvelle édition, destinée surtout aux médecins, nous avons cru utile d'ajouter un appendice contenant six observations de syphilis guérie par les eaux d'Aulus.

Ces observations sont prises, un peu au hasard, dans la nombreuse collection de faits analogues que nous possédons et que nous ferons paraître dans le travail que nous avons le projet de publier prochainement.

PREMIÈRE OBSERVATION.

Tumeurs gommeuses, exostoses et ulcérations syphilitiques considérablement améliorées.

Mme ***, âgée de 44 ans ; syphilis constitutionnelle depuis dix ans. Quinze ou seize plaques pustuleuses, larges, ulcérées, fendillées, croûteuses, éparses au bas-ventre, à l'aine droite, aux jambes; jambe gauche tuméfiée, rendue comme noueuse par six ou sept croûtes couvrant des tumeurs gommeuses; forte exostose au tibia droit, douleurs nocturnes. Arrivée à Aulus le 4 août 1849, elle est beaucoup purgée par les eaux; elle se retire après trente-neuf jours; les plaques pustuleuses ont considérablement diminué; deux ou trois laissent encore échapper un peu de suintement, plusieurs sont totalement effacées; l'exostose de la jambe droite s'est beaucoup amoindrie, les tumeurs gommeuses de la jambe gauche sont devenues petites, mobiles, les douleurs nocturnes ont cessé; la mine de cette malade est très-bonne.

DEUXIÈME OBSERVATION.

Plaques et pustules vénériennes à la face.

M. le docteur Dessor, médecin à Foix, nous a communiqué le fait du capitaine A ***, qui était en garnison dans cette ville, et qui avait la face couverte de plaques et de pustules vénériennes, au point d'en être défiguré. Il lui conseilla l'usage des eaux d'Aulus, qui le guérirent entièrement, en sorte qu'à son retour, ses amis avaient peine à le reconnaître. Le contentement de cet officier n'avait pas de terme; longtemps les cafés de Foix retentirent de cette exclamation singulière, qu'il poussait en tenant en main un verre d'absinthe : « Aulus ! Aulus ! »

TROISIÈME OBSERVATION.

Affection syphilitique très-rebelle.

M. ***, à l'âge de 43 ans, contracta à Bayonne, une affection syphilitique provenant des colonies; cautérisations, bains thermaux, sulfureux, sirop de salsepareille, sirop ioduré, furent mis successivement en usage dans l'espace de six ans; en février 1848, il fut atteint d'une paralysie que dissipèrent un vésicatoire et les eaux de Balaruc; à la suite de celles-ci, surgirent avec plus d'intensité des éruptions syphilitiques au front (corona veneris) et en diverses parties du corps. A son arrivée à Aulus, nez et front couverts de pustules avec un suintement qui se concrète, rougeur cuivrée au pourtour, large dartre au flanc droit, composée d'un assemblage de pustules, assez analogues aux boutons de la varioloïde; un autre groupe moins étendu occupe la région lombaire; un autre s'est fixé à la hauteur de l'épaule gauche; les douleurs qui siégent dans les os rendent la marche pénible, le genoux craque à chaque pas; il boite comme traînant un reste de paralysie, il y a deux exostoses à la jambe droite. Après deux mois de séjour à Aulus, les douleurs des os ont cessé, la marche est ferme, la large dartre du flanc s'est dissipée; les autres n'ont laissé que l'empreinte d'elles-mêmes, à l'exception de quelques boutons au front, que le malade a l'habitude d'irriter en enlevant les croûtes avec les doigts; les exostoses de la jambe, dont l'une datait de six ans ont considérablement diminué, le craquement du genou a cessé; le malade entourait ses jambes d'une peau de lièvre, qu'il prétendait soulager ses douleurs. Nous nous bornons à constater le fait; la santé s'est soutenue depuis.

QUATRIÈME OBSERVATION.

Syphilis invétérée, excroissances spongieuses, pustules ulcérées su presque tout le corps, os de la face nécrosés et éliminés. — Guérison.

M. ***, né d'un père goutteux, est âgé de 34 ans, fabricant et voyageur pour le commerce. Bien constitué et plein de santé jusqu'à l'âge de vingt-trois ans, il a contracté la maladie syphilitique. On lui a fait subir divers traitements plus ou moins complets, chez lui, à Montpellier, à Paris, employant tour à tour le mercure sous plusieurs formes, l'iodure de potassium, le muriate d'or, le sirop de Balaguier, etc.; on l'a opéré avec succès à Montpellier, pour un chancre fistuleux qui lui dévorait les parois de l'urètre. Il y a eu, en divers temps, dans son état des amendements considérables, mais jamais de guérison complète et assurée.

En avril 1848, les bains d'Arles (Pyrénées-Orientales), qu'on lui avait conseillés pour achever le traitement, ont fait éclater une effroyable éruption, dont il portait déjà quelques symptômes. Elle consiste en des excroissances charnues et molles d'un rouge cuivré, d'où suinte un liquide qui, en se concrétant, forme une croûte plus ou moins épaisse. Ces excroissances se présentent, soit sous forme de plaques de deux ou quatre centimètres de largeur et d'un centimètre de hauteur, soit sous forme de gros boutons arrondis qui couvrent la peau comme des limaçons ou des coquilles. Dans quelques points, le virus, au lieu de boursouffler la peau, la creuse et ronge les chairs, de façon que les croûtes y sont enfoncées; à la face, elles sont tellement rapprochées qu'elles n'en forment en quelque sorte qu'une seule, fendillée et crevassée par intervalle. La poitrine, le bas-ventre, les bras, les mains, les cuisses, les jambes, les pieds sont parsemés de ces croûtes; il y en a un peu moins sur la partie postérieure du corps que sur l'antérieure; quelques-unes de ces croûtes, enlevées avec les ongles ou ramollies au moyen d'un pansement avec le cérat, laissent, après leur chute, de larges ulcérations à fond grisâtre, à bords taillés à pic, d'où suinte un liquide séro-purulent. Nous comptons environ deux cent trente de ces plaques, pustules, boutons ou ulcérations. La cloison du nez est détruite par un chancre, et les deux fosses nasales, réunies en une seule, lui donnent l'aspect d'une *gueule de four*, selon l'expression du malade.

De petits fragments d'os nécrosés et éliminés sont sortis par cette ouverture; le malade ne peut se tenir debout, ni mettre ses bas, ni s'habiller en aucune façon; sa voix est rauque avec toux; il a des douleurs ostéocopes. Ni les bains gélatineux, ni les bains alcalins, ni le rob Laffecteur récemment employés, n'ont adouci cette cruelle maladie, qui justifie le nom de *grosse vérole* donné par les anciens auteurs à l'affection syphilitique dans les premiers temps de son apparition, lorsqu'elle n'avait encore rien perdu de sa sauvage énergie.

Tel est l'état du malade à son arrivée à Aulus, le 12 juillet 1848. Dès les deux premiers bains qu'il prend, les croûtes détrempées et soulevées lui causent des douleurs si cuisantes, qu'il est obligé d'en suspendre l'usage, et de se contenter de prendre l'eau en boisson. Quatre ou cinq jours après, on peut déjà en constater les bons effets.

La rougeur qui règne autour des croûtes commence à pâlir, le gonflement s'affaisse; les jours suivants, on remarque qu'il ne sort plus de nouveaux boutons, les anciens se flétrissent et diminuent sensiblement de volume. Le 27 juillet, c'est-à-dire quinze jours après son arrivée, sur dix-sept ulcérations qu'il avait au tronc et aux membres, il ne lui en reste que deux ou trois, les autres sont complétement cicatrisées. Le malade a par jour plusieurs évacuations alvines, il urine abondamment et transpire beaucoup. L'appétit, loin de diminuer, est extraordinairement excité, en raison de l'espèce de régénération qui s'opère dans la vie nutritive. La quantité d'eau qu'il boit est d'environ deux, trois et quelquefois quatre litres dans les vingt-quatre heures. Il ne veut pas reprendre de bains jusqu'à ce que toutes les ulcérations soient cicatrisées.

Dans les premiers jours du mois d'août, presque toutes les croûtes du tronc et des membres sont tombées, laissant après elles une empreinte d'un rouge vif, qui peu à peu, tend à reprendre elle-même la couleur naturelle de la peau ; le malade peut se lever et se promener un peu dans la chambre.

La teinte rouge cuivré de la face a beaucoup pâli; mais les croûtes persistent dans cette partie du corps, le malade, peu docile, ayant l'habitude de les arracher avec ses ongles et de se mettre la figure en sang, augmentant ainsi l'irritation. Dans la nuit du 3 août, il mouche encore des fragments d'os nécrosés. Le 5 août, il reprend des bains. Dans le cours de ce mois, les plaques achèvent de s'affaisser, pendant que dans les points déprimés les chairs se relèvent, la peau reprenant partout son niveau. Le malade peut se faire porter à la fontaine et s'y promener à l'air libre.

Dans les premiers jours de septembre, une toux sèche, assez

forte, qui survient avec extinction de voix presque complète, inspire quelques inquiétudes, et nous oblige à faire suspendre les bains. Bientôt elle cède elle-même à des boissons adoucissantes, et la voix reprend son timbre ordinaire. Les croûtes de la face, seules rebelles, tombent à leur tour. Il en résulte quelques ulcérations, dont l'une envahit le haut du nez avec des progrès inquiétants. On les arrête au moyen de légères cautérisations avec le nitrate d'argent, et mieux peut-être encore en y appliquant directement, quand le malade veut y consentir, le résidu rouillé de l'eau de la fontaine. Peu à peu la suppuration de ces ulcères diminue, la bave grise qui les couvre se dissipe, les chairs deviennent vives et remontent à leur niveau naturel.

Enfin, le 24 septembre, c'est-à-dire environ après deux mois et demi de séjour à Aulus, le malade, que commence à gagner le regret de son pays, se retire, ne portant plus à la figure que les restes de deux ou trois ulcérations qui achèvent de se cicatriser. Le reste de la peau se trouve pour ainsi dire tout métamorphosé, l'empreinte rouge laissée par la chute des croûtes a disparu en beaucoup de points.

Nous avons remarqué que pendant toute la durée de son séjour, ce malade a eu le pouls dans un état fébrile ; il y avait habituellement 110 pulsations par minute.

L'année suivante, le malade revient passer quelques jours à Aulus ; la lèvre supérieure est encore un peu enflée, quelques bourgeons noirâtres restent épars sur la figure, tout le reste du corps est net et ne conserve qu'un peu de rougeur aux points où furent les plaques pustuleuses. Le malade se promène, il va à la fontaine, en s'appuyant un peu sur des béquilles ; il renaît pour ainsi dire à la société.

D'après des nouvelles récentes, il marche maintenant sans béquilles, vaque à ses affaires et se trouve très-bien.

CINQUIÈME OBSERVATION.

Retour des symptômes syphilitiques après trois ans ; ulcère à la jambe et autres accidents.

Mme ***, âgée de 30 ans, contracta il y a cinq ans, une maladie syphilitique qui, au bout de huit mois, céda à la liqueur de Van-Swieten; elle jouit pendant trois ans d'une bonne santé, mais à la suite d'un refroidissement, la jambe gauche s'enfla, acquit un volume énorme ; trois mois après, il se forma à la partie moyenne et antérieure, une vaste ampoule qui se rompit et fournit pendant environ six mois une sérosité jaunâtre ; la plaie restait très-douloureuse. Le 18 septembre, quand la malade arriva à Aulus, la plaie avait huit centimètres de long sur six de large ; la muqueuse du gosier était d'un rouge obscur, sèche et engorgée : la déglutition difficile, mais sans douleur. La malade y a passé 18 jours, la jambe a guéri rapidement ; le 6 octobre, la plaie était cicatrisée aux deux tiers et la gorge revenue à son état normal. Nous avons vu cette femme quatre ans plus tard : la luette est restée détruite, les ulcérations de la gorge sont bien cicatrisées, il existe seulement quelques végétations ; la jambe gauche présente une dureté calleuse adhérant à l'os ; elle n'a plus éprouvé d'autre accident, et est venue par reconnaissance visiter les eaux.

SIXIÈME OBSERVATION.

Plaques syphilitiques, tubercules à la voûte palatine.

Un négociant de Lyon, âgé de 40 ans, a eu à 17 ans une blennorrhagie, plus tard des crêtes de coq sous le prépuce, et enfin il y a trois ans un chancre induré traité par un peu de mercure ; il a pris beaucoup d'iodure de potassium. Aujourd'hui, il a tout le palais de la bouche couvert de plaques tuberculeuses avec des crevasses grisâtres, douloureuses, suintantes, qui l'empêchent de manger. Il est très inquiet de son état que divers traitements n'ont pu amender.

Après trois jours de boisson, le palais détrempé par le liquide thermal devient plus douloureux. On ajoute à l'eau minérale quelques légers gargarismes au sirop de mûres.

Bientôt une amélioration se prononce, les crevasses de la voûte palatine tendent à se fermer, les plaques s'affaissent, le malade mâche et avale facilement ; après un mois et demi, tout est cicatrisé ; le malade, qui désespérait de sa santé, ne sait comment exprimer sa satisfaction. — Il n'est pas rare de voir, comme dans cette observation, les symptômes s'exaspérer dans les premiers jours de l'action de l'eau minérale.

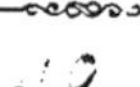

www.ingramcontent.com/pod-product-compliance
Ingram Content Group UK Ltd.
Pitfield, Milton Keynes, MK11 3LW, UK
UKHW020515180726
13839UKWH00005B/2095

9 782329 434513